DISSERTATION

SUR

LA PIPE

POLYTUBE

CONTRE LES RHUMATISMES.

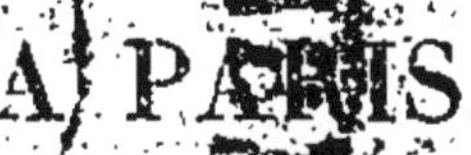

A PARIS,

CHEZ TOUS LES LIBRAIRES,

ET CHEZ L'AUTEUR,

RUE FONTAINE-AU-ROI, N° 4, F. DU. T.

1833.

DISSERTATION

SUR LA

PIPE POLYTUBE

CONTRE

LES RHUMATISMES,

OU

EXAMEN raisonné de ce petit appareil fumigatoire par le moyen duquel on dirige la fumée d'*anti-tabac* sur une partie quelconque du corps pour y ranimer les esprits vitaux, en concentrant cette fumée aromatique et électrique entre la peau et les vêtemens, tout en restant habillé, et sans rien changer à ses habitudes.

PAR P. CLAMENT-ZUNTZ,

HOMME DE LETTRES ET NATURALISTE.

A PARIS,

CHEZ TOUS LES LIBRAIRES,

ET CHEZ L'AUTEUR,

RUE FONTAINE-AU-ROI, N° 4, F. DU TEMPLE

1833.

Les formalités voulues par la loi ont été remplies.

DISSERTATION

SUR

LA PIPE POLYTUBE

CONTRE LES RHUMATISMES.

> Sans la santé la vie est à charge, et le
> mérite même s'évanouit.
>
> CHARRON.

UNE infinité de personnes ayant re-
marqué que la fumée d'anti-tabac cal-
me les maux de dents, cela m'inspira
l'idée qu'elle pourrait être bonne contre les rhumatismes ; j'en fis sur-le-
champ l'essai sur moi-même avec d'autant plus d'empressement, que des
douleurs rhumatismales goutteuses qui
me tourmentaient depuis plusieurs années me fesaient alors souffrir plus qu'à
l'ordinaire. Le résultat a surpassé de

beaucoup mes espérances; car je ne cherchais qu'un simple soulagement, et j'ai obtenu, au bout d'une semaine et demie, la disparition totale de mon rhumatisme.

Ce fait, que je livre à la sagacité du public et à la méditation des médecins, est d'autant plus important qu'il révèle un moyen prompt pour combattre une affection ordinairement très longue et très cruelle.

Le hasard fait souvent découvrir ce que le raisonnement n'avait pas encore pu pénétrer.

Je suis loin cependant de prétendre que ce moyen puisse convenir indistinctement à tous les cas de rhumatisme; il en est de tellement compliqués et où le mal a fait de si grands progrès, qu'on voit fréquemment que l'art reste en leur présence incertain, et les malades au désespoir!.. Mais je suis fondé à croire, d'après ce que j'ai éprouvé moi-même, que l'anti-tabac ne peut qu'être efficace toutes les fois que les muscles seront dans un état de relâchement, de débilité, et qu'il ne s'agira que de leur donner du ton, de l'énergie, et faciliter la circulation du sang ou la divisibilité des humeurs.

Le foyer de ma pipe polytube est en fer de la plus grande pureté; il repose sur un vase en bois de gayac auquel est adapté le tuyau principal.

Je dois dire pourquoi de tant de matières qui s'offraient à moi pour composer ma *pipe polytube*, que j'ai ainsi nommée à cause de la pluralité de ses tubes, j'ai choisi, pour ses parties principales, le *fer* et le *bois de Gayac*.

J'ai pensé que la fumée résultant de la combustion de l'anti-tabac, pourrait être utilement et heureusement modifiée par l'influence salutaire du *fer*, et que cette fumée passant par un réservoir ou vase de *Gayac*, pourrait aussi se charger de certains principes favorables au but que je me proposais ; ce choix m'a paru d'autant plus convenable, j'oserai même dire lumineux, que j'ai vu qu'il avait pour lui l'assentiment d'opinions aussi respectables que célèbres.

DU FER.

Messieurs les rédacteurs du Dictionnaire des Sciences médicales pensent que le fer a sur les organes vivans une action tonique, et que c'est un agent utile dans les maladies chroniques, lorsque le sang a perdu sa bonne complexion et que les tissus sont dans une profonde atonie.

C'est à juste titre que ce précieux métal est en vénération parmi les savans,

Plusieurs d'entr'eux en ont parlé d'une manière qui peint à la fois leur savoir et leur reconnaissance.

« L'abondance avec laquelle la nature prodigue le fer diminue sa valeur aux yeux de l'homme vulgaire ; mais le philosophe qui apprécie les choses moins par leur éclat que par leur utilité, met ce métal au premier rang, en considération des services multipliés qu'il rend. Le commerce, l'agriculture, les arts et même les sciences, réclament à chaque instant son secours. Dans la main du laboureur il procure l'abondance ; dans celle du guerrier il protége les états. Il guide le navigateur sur les mers inconnues ; il s'offre sans cesse à nos yeux pour servir à nos usages : on le trouve dans les pierres, dans les plantes, dans les animaux ; il circule dans nos veines, et, seul de tous les métaux, il n'est point vénéneux même à l'état d'oxide.

«C'est un bon conducteur électrique et galvanique.

«C'est le seul métal qui réunisse tous les caractères magnétiques.» (*Dic. de Chimie*, par M. Cadet.)

DU BOIS DE GAYAC.

Ses propriétés générales sont de stimuler les tissus organiques, de provoquer une action assez vive vers la peau.

Les Anglais ont particulièrement insisté sur les avantages du Gayac dans le rhumatisme chronique. (*Dict. des Sciences Médicales*, tome XVII.)

DES AROMATES.

Les principaux élémens qui entrent dans la composition de l'anti-tabac, sont les baies de genièvre, le romarin, la sauge, les roses, le thym, etc., etc.

Ces aromates, amplement détaillés dans mon ouvrage intitulé *Plus de tabac*, ont des propriétés reconnues; aussi les gens les plus habiles et les plus sages furent les premiers à applaudir à cette *succédanée* du tabac.

Deux ans d'expérience, pendant lesquels des milliers de personnes ont prisé l'ANTI-*tabac*, ont fait reconnaître dans son usage des vertus positives et particulières; celles entr'autres de faire cesser les enchiffrènemens qui duraient depuis plusieurs années; de faire cesser les maux de tête, les tremblemens; d'exercer une action tonique sur l'estomac, qu'il fortifie d'une manière remarquable.

Des propriétés si éminemment salutaires expliquent pourquoi ce concours d'aromates a pu produire contre le rhumatisme un effet si prompt et si décisif.

L'anti-tabac étant un composé nouveau, a dû produire un effet qui lui est propre.

Cette assertion se trouve entièrement justifiée par l'opinion de savans médecins.

« Certains mélanges, disent-ils, composent des parfums tout-à-fait différens des odeurs de chacun des corps pris séparément, et le mouvement fermentatif y développe surtout des aromes nouveaux. » (*Dict. des Sciences Médicales*, tome XXXIX, page 299...

L'idée de la vertu des aromates est toujours en raison du savoir ; aussi on lit dans le grand ouvrage précité :

« L'effet des aromates sur nos organes est prompt ; ils stimulent vivement l'estomac et tous les systèmes ; augmentent la circulation du sang ; agissent comme toniques et digestifs, comme anti-spasmodiques, comme carminatifs, comme plus ou moins cordiaux, etc. Ils sont surtout usités par les habitans des pays méridionaux, qui ont la fibre détendue, et les viscères languissans par l'effet de la chaleur et de l'humidité. »

On doit d'autant moins s'étonner des vertus des aromates, qu'il en est certains qui ont dans leur arome une force extraordinaire.

« Bertholon assure que l'odeur du romarin fait reconnaître les côtes d'Espagne à quarante milles en mer. Diodore de Sicile dit quelque chose d'analogue de l'Arabie, et le vicomte de Valentia nous assure avoir respiré le suave parfum des aromates de Ceylan, à neuf lieues de distance des côtes de cette île fameuse. »

« Le grand *Boerhave* attachait au principe odorant des végétaux une idée de puissance ou de grande énergie, tant sur les phénomènes de la végétation eux-mêmes que sur ceux de l'économie animale.» (*Dict. des Sciences Médicales,* tome XXXVII, page 90.)

« *Criton*, médecin plus ancien que *Galien*, estimait beaucoup les parfums; il en faisait un grand usage pour exciter ou apaiser les forces nerveuses. »

Les odeurs agréables ont de grandes propriétés, qui sont, je crois, presque inconnues. Mais les préventions et les caprices se glissent partout.

«On rencontre souvent dans le monde des femmes ou des hommes efféminés qui s'imaginent que les odeurs leur sont nuisibles. Le docteur *Thomas Capellini,* rapporte qu'une dame qui ne pouvait, disait-elle, souffrir l'odeur de la rose, se trouva mal en recevant la visite d'une de ses amies qui en portait une, et pourtant cette fatale fleur n'était qu'artificielle ! » (*Dict. des Sciences*

Médicales, tome XXXVII, page 102.)

Toutes ces simagrées, ces rôles joués à plaisir par des gens ridicules, ne détruisent pas des faits positifs. Qui ne sait pas en effet qu'à la campagne on couche dans des granges, sur le foin le plus odoriférent, non seulement sans en être incommodé, mais qu'on se lève ayant goûté un repos parfait, et ayant acquis un degré de force de plus ?

L'influence des aromates sur notre physique est de la plus grande évidence; elle étend même son empire sur notre moral. Qui plus d'une fois n'a pas éprouvé, comme *J. J. Rousseau,* cette espèce d'extase que procure l'air de la campagne chargé des émanations des fleurs, et qui semble changer la nature des idées et vivifier la pensée ?

DU FLUIDE ÉLECTRIQUE.

On sera encore moins étonné des vertus actives des aromates, si on les considère comme étant doués de qualités propres à attirer le fluide électrique de l'atmosphère. Cette opinion a été depuis long-temps aussi profondément bien raisonnée que bien établie par M. *Bertholon*, professeur de physique.

Franklin croyait aussi que les plantes attirent le fluide électrique, et qu'il hâte la végétation. Cette vérité est reconnue aussi dans le Dictionnaire de Chimie de M. Cadet, et dans beaucoup d'autres ouvrages qu'il serait trop long de citer ici.

Les huiles essentielles contenues dans les aromates sont des matières très électriques ; aussi sont-elles toniques, stomachiques, céphaliques, cordiales, etc.

Cela explique aussi pourquoi un grand nombre de personnes qui font usage de l'anti-tabac, ont plus d'appétit qu'auparavant.

En effet, plus les plantes contiennent de fluide électrique, plus elles ont de qualités toniques et favorables à l'estomac. Le chocolat, quand il est fait avec du bon cacao, donne des signes très marqués d'électricité, surtout s'il y entre de la cannelle, du gingembre et de la vanille.

La fumée de l'anti-tabac mise en contact par le secours de la pipe polytube avec la partie affectée, offre quelque chose qui n'est pas étranger à l'*attraction*. Il est présumable aussi que cette fumée, chargée de principes différens, agit en partie par *répulsion*. Mais il serait difficile, dans ce concours d'émanations, de dire quelles sont celles qui agissent ainsi. Il suffit de savoir que l'*at-*

traction et la *répulsion* sont deux moteurs qui régissent l'univers et mettent tous les corps en mouvement. Il est possible que la partie affectée de *rhumatisme* le soit par l'effet de l'absence d'une suffisante quantité de fluide électrique, et que ce fluide se trouvant en plus ou moins grande abondance dans cette fumée qui reste plusieurs jours presqu'en permanence sur cette partie, lui donne la facilité de s'en pourvoir, et d'acquérir par là la force et l'énergie qui lui manquaient.

Ou bien que la partie affectée recélant, comme cause du mal, une humeur, un fluide, ou seulement une vapeur ou gaz, sera éloignée, dispersée à l'approche d'un agent propre à produire cet effet (1).

----

(1) Les phénomènes de l'électricité nous frappent par leurs effets, mais on ne peut pas toujours

De toutes les manières d'électriser, ou, pour mieux dire, de tous les moyens qui peuvent remplacer efficacement l'électricité, le plus naturel, et qui se trouve entièrement dégagé d'inconvéniens, est sans contredit celui qui amène doucement sur la partie malade une fumée qui apporte en elle-même des principes capables d'opérer un soulagement progressif, et quelquefois instantané.

---

en expliquer les causes. M. de Humboldt, en parlant des torpilles et des gymnotes, poissons qui ont la propriété électrique, dit qu'ayant placé ses pieds sur un de ces poissons, en ressentit une secousse si violente, qu'il faillit en être renversé. Il ajoute que les chevaux sauvages qui se baignent dans des endroits où il y a de ces poissons, succombent quelquefois à la force de la commotion électrique; et cependant MM. de Humboldt et Bompland ayant observé ces poissons sortis de l'eau, n'ont vu ni reconnu la moindre étincelle électrique!......

Cette fumée a le précieux avantage de ne pas causer au malade la contraction, la secousse violente de l'étincelle électrique, ou l'ennui et la douleur d'un frottement avec la main, avec la flanelle ou avec la brosse sur une partie douloureuse, et qui demande souvent les plus grands ménagemens.

DES FUMIGATIONS.

L'usage de la pipe polytube est une fumigation sèche, et, sous ce rapport, elle est encore digne d'attention. Le Dictionnaire des Sciences Médicales dit que lorsque la fumigation est composée de principes secs de nature excitante, comme lorsqu'elle est produite par la volatilisation, et la combustion de quelques substances résineuses, balsamiques ou bitumineuses, ses effets se rapprochent de ceux de l'*étuve sèche*.

Mais la pipe polytube a sur l'étuve sèche un avantage marqué. En sortant de l'étuve, on court toujours risque d'attraper, par la transition subite du chaud au froid, un coup d'air ou un rhume, et d'aggraver par là la maladie même pour laquelle on a recours à ce moyen; tandis que la pipe polytube agit localement, porte directement du secours à l'endroit malade, sans affecter ni déranger les autres parties du corps. Une sueur générale fatigue, énerve, cause un malaise qui, seul, équivaut à une maladie (j'en ai fait moi-même l'ennuyeuse et cruelle expérience). L'étuve n'est qu'une affaire de quelques minutes, et tout au plus de quelques quarts d'heure, qui ne peut d'ailleurs être tentée qu'à un ou plusieurs jours d'intervalle; au lieu que mon petit appareil fumigatoire peut tenir la partie affectée dans une atmosphère aromatique et électrique, des semaines entières, si on le juge nécessaire, et cela sans manquer un seul repas, ni changer en rien ses habitudes.

La pipe polytube, indépendamment de ce qu'elle opère localement, a l'avantage de faire évacuer par la bouche des humeurs, des flegmes, dont la sortie ne peut que conduire plus rapidement au but qu'on se propose.

MANIERE

DE SE SERVIR

DE LA PIPE POLYTUBE.

On aspire par le tuyau inférieur qui se trouve au milieu du vase, puis on le quitte en portant de suite les lèvres au tuyau supérieur, par lequel on souffle la fumée successivement et à différentes reprises ; elle passe par un conduit qui se trouve dans la partie carrée de la pipe où est adapté le tuyau conducteur ; ce conduit reçoit sa chaleur du foyer principal, et présente l'avantage de rendre l a fumée plus sèche et plus vive,

Le tuyau conducteur est en gomme élastique. On peut, au moment de s'en servir, le réchauffer un peu en le présentant au feu.

L'anti-tabac à fumer devra remplir le foyer de la pipe et être convenablement bourré. On l'allumera en l'inclinant sur la lumière d'une bougie; on commencera sur-le-champ l'aspiration et le renvoi de la fumée; on ne poussera pas la combustion jusqu'à extinction, le but étant de profiter du dégagement des principes les plus volatils et les plus actifs, qui nécessairement auront lieu en plus grande abondance au commencement qu'à la fin.

On peut également brûler dans la pipe polytube les cigares d'anti-tabac, en ayant soin de fixer le cigare par le bout le plus aigu, et de manière qu'il bouche hermétiquement le petit conduit qui se trouve au fond du foyer, afin qu'il ne prenne pas d'air et ne nuise pas à la rapidité de la combustion.

Je crois devoir observer que, pour seconder l'effet de mes fumigations journalières, je me suis tenu chaudement habillé. J'ai fait usage de la flanelle sur tout le corps, et même en double, afin de retenir et concentrer la fumée plus facilement et plus long-temps. Chaque soir, au moment de me coucher, et pour continuer de donner à la partie affec-tée la même atmosphère qu'elle avait eue pendant toute la journée, j'ai brûlé dans mon lit, au moyen d'une petite cassolette de fer, environ la huitième partie d'une once d'anti-tabac à fumer, et je me suis tenu chaudement toutes les nuits. J'ai évité de me servir de bassi-noire de cuivre ; j'ai évité aussi de me servir de charbon, en prenant à la cheminée de la braise qui provenait de la combustion de bois de chêne ; j'ai soigneusement évité les liqueurs fortes, mais j'ai toujours fait usage de café au lait pour déjeûner, et d'une tasse de thé une heure après le dîner, afin de ne pas être exposé à une indigestion, et à interrompre mon traitement.

Les dames qui seront dans la nécessité de faire usage de l'appareil fumigatoire, verront sans doute avec plaisir que la fumée d'anti-tabac et de ses cigares est extrêmement agréable.

Comme il n'est pas sans intérêt pour celui qui veut employer la pipe polytube de l'avoir *entièrement neuve*, cet objet est livré dans son état primitif et tel qu'il sort de la fabrication ; et pour en donner la certitude au public, il y a dans le foyer principal de la pipe, le cachet de l'inventeur imprimé sur papier et très fortement fixé. On concevra facilement qu'il est impossible même pour une seule fois, de se servir de la pipe sans que le cachet soit détruit.

APPEL

AUX SOCIÉTÉS SAVANTES

DE TOUTE L'EUROPE.

Mon appareil fumigatoire ayant pour objet de combattre un des plus cruels fléaux qui affligent l'humanité, je crois de mon devoir d'appeler l'attention des sociétés savantes sur ce sujet important, et de déclarer que je recevrai avec une profonde reconnaissance, les observations qu'elles jugeront convenable de me faire pour la perfection de cet appareil; je recevrai également avec plaisir, et avec la même gratitude, tout ce que les particuliers auraient à me communiquer à cet égard.

P. CLAMENT-ZUNTZ,

Homme de lettres et naturaliste,
rue Fontaine-au-Roi, n° 4, à Paris.

Nota. Les lettres et paquets doivent être *affranchis*, sans quoi ils ne me parviennent pas, et restent sans réponse.

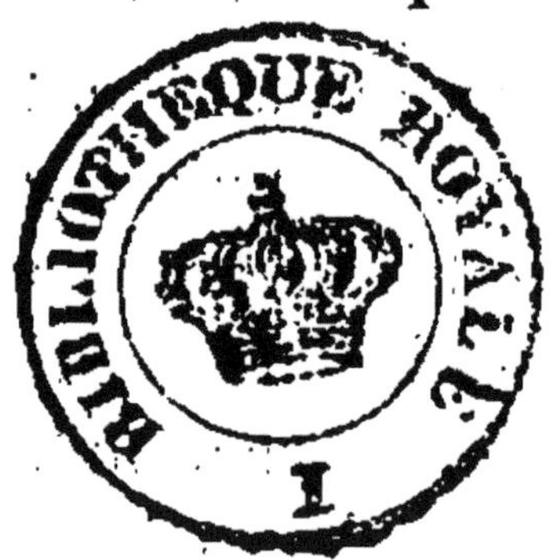

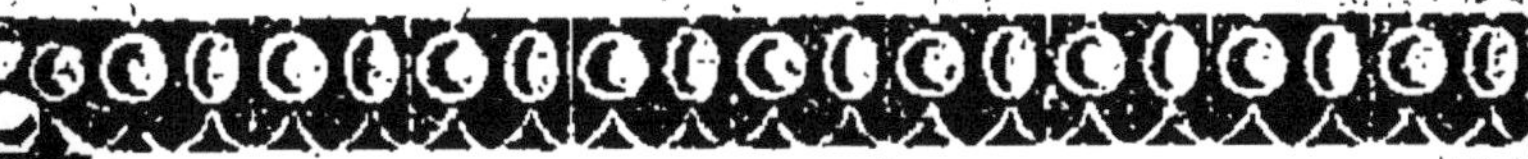

IMPRIMERIE DE A. PINARD,
QUAI VOLTAIRE, N° 15.

9 782019 242954